AF581345

La Vulgarisation Médicale

Allocution prononcée le 17 Avril 1893

PAR LE

DOCTEUR E. MONIN

Président du CLI^e Banquet de la Réunion amicale de la Presse scientifique

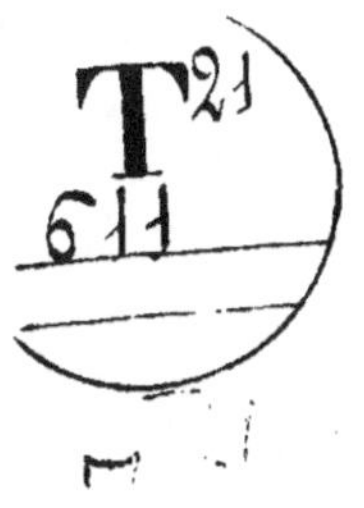

M DCCC XC III

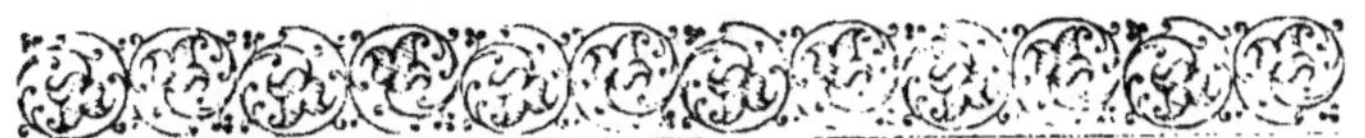

Messieurs et chers Collègues,

Fidèle à la coutume de nos réunions, votre président éphémère se propose, aujourd'hui, de vous parler d'une question, dans laquelle il a pu, depuis quinze ans, acquérir quelque compétence : la vulgarisation médicale.

A côté de ses avantages, que je développerai tout à l'heure, cette sorte d'enrobage littéraire de *scientia amara* présente divers inconvénients qu'il faut, tout d'abord, savoir reconnaître.

La vulgarisation des choses de la médecine est néfaste aux personnes prédisposées à l'hypocondrie. Malheureusement, c'est surtout parmi elles que se recrutent nos lecteurs les plus avides, — je veux dire ceux qui rebrousseront chemin le moins facilement en face d'une chronique médicale. C'est pourquoi le vulgarisateur devra surtout s'attacher aux notions préventives ; il évitera ainsi aux gens du monde les occasions de se frapper et surtout les tentations de se droguer, que leur offre suffisamment la quatrième page de nos journaux quotidiens. Les questions d'hygiène individuelle et de régime alimentaire (dont les effets sont souvent plus marqués et plus durables que ceux des médicaments) ; les généralités étiologiques sur les maladies (qui nous apparaissent, d'ordinaire, comme autant d'infractions à l'hygiène) ; l'exposé des ressources curatives multiples recélées dans les agents physiques : voilà de quoi alimenter longtemps un écrivain nourri des écrits traditionnels et suffisamment rompu à l'*ars scribendi*.

Quand nous nous égarons sur des questions nosologiques proprement dites, évitons toujours ô mes confrères, de verser dans la médecine cadavériste. Notre chronique doit rester *vivante* et toujours optimiste, au delà même des limites permises ; n'oublions pas, en effet, que le nosomane nous guette surtout parce qu'il cherche à être rassuré. Que de malades anonymes ne pourrions-nous guérir de leurs obsessions, si nous savions nous attacher davantage à leur en découvrir nettement l'inanité ? La formule, ici comme au théâtre, est de *voir gai*, et ce sont les docteurs Pangloss qui servent encore le mieux, quoiqu'on dise, les intérêts de notre science. L'espoir, s'il pouvait être dragéifié, détrônerait, aisément, toutes les spécialités pharmaceutiques, et ferait terriblement baisser la vente des remèdes officinaux et même magistraux !

La vulgarisation médicale bien faite remontera la foi du malade en la médecine et lui suggèrera de guérir : en montrant au client ce que fait le médecin et pourquoi il le fait, nous enseignons à la masse l'importance de l'art médical et nous consolidons, pour ainsi dire, le respect de nos prescriptions. On traite volontiers d'inutile ce qu'on ne connaît pas, et l'orgueil de la science est, comme l'a dit Spencer, de l'humilité, en face de l'orgueil de l'ignorance.

Le public, d'ailleurs (dans toutes les castes sociales), a grand besoin d'être un peu éclairé sur notre science, quand ce ne serait que pour échapper aux griffes des sorciers, qui font, de l'argent des sots, leur patrimoine quotidien, en dépit de toutes les lois Chevandier passées, présentes et à venir !...

La vulgarisation médicale n'est pas inutile aux médecins : elle remémore à nos confrères les notions exactes et incontestées de la science, surtout parce qu'elle sait élaguer toute description embrouillée pour s'en tenir aux vérités fondamentales et vraiment pratiques. D'ailleurs, on a si joliment intercepté, aujourd'hui, les rapports entre les anciens et les modernes, que vieux et jeunes médecins ne sauraient plus se comprendre sans interprètes. Ce rôle d'interprète semble dévolu au vulgarisateur : s'il sait le remplir, il sera récompensé bientôt par le succès auprès de ses pairs et fera mentir la boutade de Munaret : « Les gens du monde lisent trop de livres de médecine et les médecins pas assez ! »

Nos confrères nous reprochent, parfois, d'être encyclopédistes : mais c'est encore, en médecine, la meilleure manière d'être bon spécialiste. Généraliser, c'est ennoblir. Pour être large et fécond, notre art a besoin de se retremper, sans cesse, aux sources vivifiantes de la biologie générale. Peut-on individualiser ce que Nature a fait solidaire, sous peine, nouveaux astrologues de la fable, de délaisser l'organisme en nous hypnotisant sur l'organe ?

On dit aussi que notre langage, trop familier, est indigne de la science. Je soutiens, moi, qu'il est souvent plus précis, *id est* plus scientifique, dans sa simplicité. Le jargon médical n'est guère, en effet, qu'une mixture hétéroclite, où l'on retrouve l'empreinte successive de toutes les théories, et comme les alluvions de tous les systèmes qui ont, périodiquement, inondé la médecine. Combien de ces systèmes n'ont tenu et ne tiennent sur place que par la grandiloquence des expressions ! En les dépouillant de la majesté du verbe, le vulgarisateur saura les restreindre à une domination plus modeste, tout en ayant soin d'en extraire la moelle de vérité scientifique qu'ils contiennent tous ou presque tous : *obscuritate rerum verba sæpè obscurantur.*

Je vous ai montré, jusqu'ici, chers collègues, le vulgarisateur comme un petit saint. Mais il y a des taches au soleil. L'un de nos péchés habituels, c'est d'accueillir, trop largement, les vérités provisoires et de ne point assez respecter les vérités fondamentales. La recherche extrême de l'actualité, le besoin, inhérent aux idées du jour, de paraître *renseigné*, sont causes que, trop souvent, nous nous inféodons à l'esprit de système. Voilà surtout ce qui, parfois, peut rendre la vulgarisation dangereuse: « J'ai peur (écrit, je crois, Leibnitz), que les grands médecins fassent mourir autant de monde que les grands capitaines ! »

Il n'est pas nécessaire de posséder trois ou quatre avis sur la même question, afin de se concilier les chances d'être, au moins une fois, dans le vrai : mais, quand nous écrivons, ne soyons jamais doctrinaires. N'oublions pas que notre science a pour destinée de tendre idéalement à devenir exacte, mais sans jamais parvenir à être autre chose qu'un calcul de probabilités ! L'introduction en médecine des nouvelles méthodes a évidemment comblé un grand vide: mais n'en a-t-elle pas creusé un autre, par suite de la négligence dédaigneuse que les modernistes apportent à l'étude des symptômes cliniques, devenus pour eux terre-à-terre, surannés, vieux-jeu ? En vérité, si admirateur que je sois du progrès, je doute que les acquisitions contemporaines compenseraient, pour les malades, ce reniement de l'observation symptômatique, s'il devait se prolonger!

La vulgarisation doit être, selon moi, étroitement rivée à la tradition des hommes *séculaires*, pour employer la belle expression de Baglivi. Parmi les plus sérieux obstacles à l'avènement de la vraie science, ce grand homme range en première ligne : *derisio veterum*. Quelle confiance, en effet, voulez-vous que le public ait en notre art, lorsqu'il voit ses instituteurs dénigrer et battre en brèche les plus illustres ouvrages de leurs prédécesseurs les plus immédiats, au profit et sous prétexte de conceptions expérimentales nouvelles, mais incertaines ? Et pourtant, que de nouveautés, que de certitudes, dans les anciens ! C'est par leur contact que nous pouvons faire entrevoir à tous la médecine agissante et ces lumineuses clartés qui sortent de l'observation éternelle, dont le public attend de nous une instructive synthèse.

Ne sacrifions donc pas trop aux dieux de passage : nous serons parfois plus utiles en enseignant plutôt la médecine des garde-malades que celle des laboratoires. Observons, toutefois, ici comme en toute chose, le juste milieu. Pour vulgariser la science, il la faut solide : car, ainsi que le dit Jules Simon dans son récent éloge d'Edouard Charton : « Tromper l'ignorant, c'est empoisonner le pain du pauvre. Il ne faut jamais se baisser pour parler au grand public, mais toujours viser en haut : si l'on s'abaisse, il vous retient ; si l'on s'élève, il vous suit. »

Nous sommes des hybrides médico-littéraires, auxquels Apollon, dieu des lettres et des sciences, enjoint de soigner notre style, armure de notre pensée et de notre combat contre l'ignorance. Mais, veillons, avant tout, à ce que nos élucubrations soient précises et concises : mettons le temps voulu pour faire court. D'Alembert l'a dit justement : « Le lecteur se tue à abréger ce que l'auteur se tue à allonger. » Pour ma part, j'estime que la forme aphoristique et sententieuse, illustrée par les Boerhaave, les Stoll, les Haller, convient parfaitement à la vulgarisation. Elle enfonce dans le sol du souvenir les jalons de la vérité.

Elle n'est, d'ailleurs, pas incompatible avec l'anecdote bien maniée, quoique je ne conseille pas trop d'abuser de cette boutique à treize sous de la science : vouloir toujours instruire en amusant, c'est s'exposer à ne guère amuser et à ne point instruire du tout. L'anecdote servira fréquemment à faire retenir au lecteur quelque moyen curatif d'urgence, qui peut, à certaines heures graves, revêtir une importance capitale. Elle nous est également un prétexte pour exposer les découvertes de l'empirisme, dont un guérisseur, ô mes confrères, ne doit jamais faire fi : si orgueilleux que nous soyons de la belle et pure médecine scientifique, n'oublions jamais que la plupart de nos grandes initiatives thérapeutiques ont été uniquement les résultats du hasard...

Mais je m'excuse, chers collègues et amis, de troubler plus longtemps vos sécrétions pepsiques. Je me suis laissé entraîner à causer avec vous du métier et (malgré tout l'ennui que j'ai déversé sur vos digestions), je m'aperçois que je n'ai traité qu'une bien faible partie de mon sujet ! Au moins, l'ai-je fait sincèrement, et soucieux, avant tout, de votre bienveillante estime. Il ne me reste plus qu'à porter un toast à la santé de tous nos collègues présents et absents, et à la prospérité de cette réunion amicale !

Dr E. MONIN.

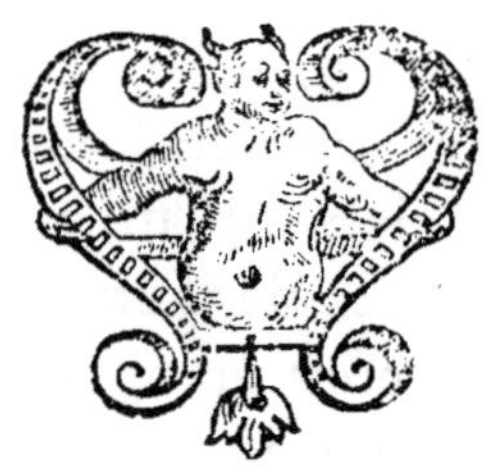

www.ingramcontent.com/pod-product-compliance
Lightning Source LLC
LaVergne TN
LVHW050518160826
845677LV00003B/1208

* 9 7 8 2 3 2 9 6 1 8 8 7 6 *